BEI GRIN MACHT SICH IHR WISSEN BEZAHLT

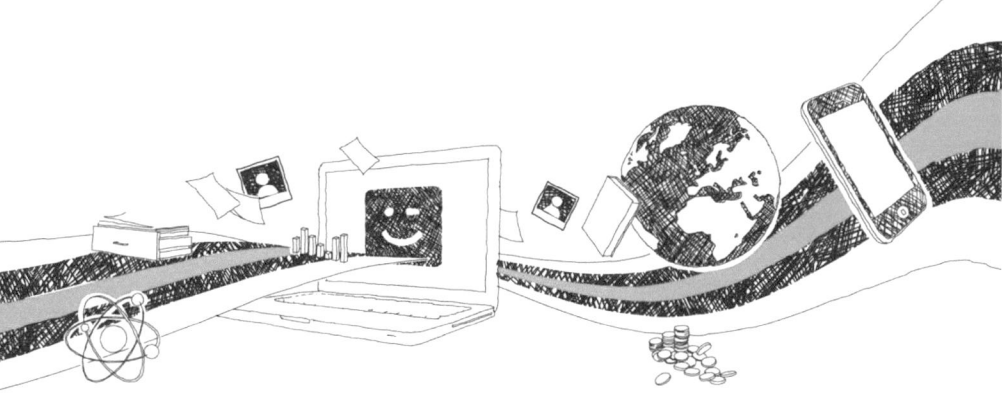

- Wir veröffentlichen Ihre Hausarbeit,
  Bachelor- und Masterarbeit

- Ihr eigenes eBook und Buch -
  weltweit in allen wichtigen Shops

- Verdienen Sie an jedem Verkauf

Jetzt bei www.GRIN.com hochladen
und kostenlos publizieren

Bibliografische Information der Deutschen Nationalbibliothek:

Die Deutsche Bibliothek verzeichnet diese Publikation in der Deutschen National-
bibliografie; detaillierte bibliografische Daten sind im Internet über http://dnb.d-
nb.de/ abrufbar.

Impressum:

Copyright © 2019 GRIN Verlag
Druck und Bindung: Books on Demand GmbH, Norderstedt Germany
ISBN: 9783346129611

Institut für Sport und Sportwissenschaft

B. Sc. Sportwissenschaft - Bewegung und Gesundheit

SoSe 2019 (4.FS)

Seminararbeit

Innere onkologische und neurologische Erkrankungen

Theorie und Praxis der Sporttherapie bei der Behandlung von:

Erwachsene mit Asthma Bronchiale

Inhalt

1. Definition

Das Asthma Bronchiale ist eine chronisch entzündliche Erkrankung der Atemwege mit vorwiegend in anfallsartig auftretender exspiratorischer Atemnot, trockenem Husten und akuter (reversibler) Überblähung der Lungen (Kirchner et al., 2014)

2. Evidenzbasierter Forschungsgegenstand und physiologische Wirkungsweise

Zahlreiche Studien zeigen, dass Asthmatiker auf vielfältige Weise von körperlicher Aktivität profitieren können. Im Folgenden werden einige evidenzbasierte Wirkungsweisen aufgeführt.

Lebensqualität: Es gibt eine Vielzahl von Studien, die belegen, dass körperliche Aktivität die Lebensqualität bei Asthmatikern deutlich verbessert. So zeigen Eichenberger et al. (2013) in ihrer Metaanalyse, dass die Lebensqualität der körperlich aktiven Asthmatiker sich um 17 % verbessert hat. Die Sportteilnahme eines Asthmatikers kann stark von psychischen Faktoren wie Angst vor Dyspnoe abhängen. Diese Angst hat einen Verstärkungseffekt auf die Krankheit. Sport steigert die Reizschwelle und der Asthmatiker lernt seine Belastungsgrenzen kennen, gewinnt an Selbstvertrauen und findet Freude an der Bewegung (Graf, 2013).

Klinische Asthma-Kontrolle: Franca-Pinto et al (2015) zeigen in ihrer randomisiert kontrollierten Studie, dass nach einem mind. 12-wöchigem regelmäßigen aeroben Training und Atemübungen die Anzahl der asthmafreien Tage signifikant stieg (p=0,042).

Adipositas: Es ist auffällig, dass die Kausalität zwischen Übergewicht, körperlicher Aktivität und Asthma in der Literatur immer wieder thematisiert wird. Bislang gibt es jedoch nicht genügend Evidenz, die die Auswirkung von Gewichtsverlust auf Asthmasymptome ausreichend belegt. Nichts desto trotz wird im Folgenden der Vollständigkeit halber die Studie von Freitas et al. aufgeführt. Sie konnten 2018 zeigen, dass nach 3-monatiger Gewichtsreduktion in Kombination mit Bewegung im Gegensatz zu einer Gewichtsreduktion ohne Training einerseits die asthmafreien Tage signifikant gesteigert wurden (14,5±9,6 vs. 8,6±11,4 d/mo) und andererseits die Schlafqualität durch Minderung einer obstruktiven Schlafapnoe (56,5 vs. 16,3%) gesteigert wurde.

Belastungsinduziertes Asthma: Yin et al. (2018) zeigen in einer Metaanalyse, dass regelmäßiges aerobes Training eine Risikoreduzierung von 62 % auf ein Belastungsinduziertes Asthma hat. Dies liegt daran, dass durch größere Atemtiefe und niedrigere Atemfrequenz weniger Atemarbeit geleistet wird und somit die Anfallsschwelle steigt.

Bronchiale Hyperreagibilität: Yin et al. (2018) zeigen in derselben Metaanalyse, dass regelmäßiges aerobes Training einen positiven Effekt auf die Bronchiale Hyperreagibilität hat (RR: 0,60). Auch dies lässt sich durch die geringere Atemarbeit eines Trainierten erklären.

Inflammatorisches Potential: es gibt ausreichende Belege in der Literatur, die zeigen, dass Zytokine (u.A. Interleukin-6 (IL-6)) eine zentrale Rolle bei Atemwegsentzündungen und bronchialer Hyperreagibilität bei Asthmatikern spielen (Barnes, 2008). Unter anderem berichten Rincon und Irvin (2012), dass Asthmatiker einen erhöhten IL-6 und CRP (C-reaktives Protein) Wert aufweisen. Franca-Pinto et al. (2015) zeigen in ihrer randomisiert kontrollierten Studie zum ersten Mal, dass regelmäßiges aerobes Training und Atemübungen bei Asthmatikern eine signifikante Reduktion von IL-6 (p=0,042) zur Folge hatten. Moy et al. (2013) berichten, dass ein bewegungsaktiver Lebensstil das inflammatorische Potential verringert und zu einem Abfall des CRP und des IL-6 Levels führt.

Adrenalin: Adrenalin hat eine bronchienerweiternde Wirkung, sodass die Atmung leichter fällt (Graf, 2013). Einige Asthmamedikamente enthalten daher adrenalinähnliche Wirkstoffe. Unter Belastung schüttet der Körper vermehrt Adrenalin aus, welches sich positiv auf die Bronchien eines Asthmakranken auswirkt (Bachl et al. 2018).

VO2max: Die Angst vor einem Asthmaanfall führt häufig zu Inaktivität und Leistungsabfall. Eine verbesserte Sauerstoffaufnahme hat zur Folge, dass die Muskulatur bei gleicher Belastung besser mit Sauerstoff versorgt werden kann. Der Organismus arbeitet also effizienter. Für den Asthmatiker bedeutet das eine niedrigere Atemfrequenz bei gleicher Intensität. Die Bronchien werden weniger belastet. Ram, Robinson und Black (2000) zeigen in einer Metaanalyse, dass ein mindestens 4-wöchiges Ausdauertraining zu einer verbesserten VO2max führt.

Atemmuskulatur: Um die Atmung bei verengten Bronchien zu erleichtern, braucht der Asthmatiker eine gut ausgeprägte Atemhilfsmuskulatur. Rohrer und Schmidt-Trucksäss (2014) beschreiben, dass der Rückgang der peripheren Muskulatur durch Inaktivität eine Inflammation begünstigt. Um dem entgegenzuwirken kann die periphere Muskulatur mit Fokus auf Atem(hilfs)muskulatur gut durch Kraft- und Ausdauertraining gestärkt werden.

Sekretmobilisation: Griese und Nicolai (2013) beschreiben in ihrem Buch einige Übungen zur Sekretolyse. Für den Asthmatiker ist es essentiell den angesammelten, zähen Schleim in den

Bronchien durch Bewegung, Vibration (Trampolinspringen, Brustklopfen) zu mobilisieren und mit geeigneter Hustentechnik herauszubefördern.

3. Aktuelle bewegungstherapeutische Konzepte

Es lässt sich in der Literatur kein konkretes bewegungstherapeutisches Konzept finden. Dies kann daran liegen, dass das Asthma Bronchiale eine chronische Erkrankung ist, welche in ihrer Ätiologie sehr unterschiedlich sein kann und die Symptomkontrolle von Patient/in zu Patient/in variiert. Die Betroffenen können in der Regel ein normales Leben führen und durch eine umfassende Patientenschulung die Ursachen und Symptome eigenständig kontrollieren und bewältigen. Die Literatur gibt daher lediglich Empfehlungen über Inhalte der Bewegungstherapie. Die Bewegungstherapie gestaltet sich multidimensional und sollte neben physischen Aspekten auch soziale und psychische Aspekte aufgreifen.

Patientenschulung: Zunächst erhält der Patient eine strukturierte, verhaltensbezogene Patientenschulung. Eine solche Schulung soll den Patienten zu einem verantwortungsbewussten und selbstständigen Umgang mit ihrer Krankheit verhelfen. Je mehr der/ die Asthmatiker/in über sein/ ihr Asthma weiß, desto besser kann er/ sie damit umgehen. Die Patientenschulung wirkt sowohl auf edukativer als auch auf psychischer Ebene. Das Wissen über Auslösemechanismen und Bewältigungsmöglichkeiten gibt den Patienten Sicherheit und verringert die psychische Belastung (Rost, 2005, Graf, 2013). Zunächst sollen mögliche Asthma auslösende Ursachen identifiziert und vermieden werden (Bundesärztekammer et al. 2018). So werden beispielsweise bei einem/r allergischen Asthmatiker/in die Wohnverhältnisse auf Feuchtigkeit, Luftallergene oder Tierkontakte überprüft.

Ziel der Patientenschulung ist eine Verbesserung des Selbstmanagements mit verbesserter Symptomkontrolle, was letztendlich mit einer gesteigerten Lebensqualität einhergeht. Gibson et al. untersuchten den Nutzen einer Patientenschulung und berichten 2003 in einem Cochrane-Review von verminderten Hospitalisierungen (RR: 0,64), selteneres Aufsuchen einer Notaufnahme (RR: 0,82) und weniger Arbeitsunfähigkeitstage (RR: 0,79). Asthmaschulungen werden inzwischen im Rahmen der Disease Management Programme (DMP) von gesetzlichen Krankenkassen durchgeführt.

Körperliches Training: Sucht ein Asthmatiker eine Rehabilitationssportgruppe, wird er mit großer Wahrscheinlichkeit in einer Lungensportgruppe landen. Die Bewegungstherapie hat einen besonders hohen Stellenwert in der Asthmatherapie und zielt auf verschiedene Ebenen ab. Dazu gehören neben der physischen Ebene die psychische und die soziale Ebene. Grundsätzlich stellt Asthma keine Kontraindikation dar, weshalb zunächst die allgemeinen Bewegungsempfehlungen der World Health Organization (WHO) gelten. Die Sportfähigkeit sollte jedoch davor abgeklärt werden. Um die Bewegungstherapie möglichst optimal zu gestalten, empfiehlt es sich die Auslösemechanismen des jeweiligen Patienten zu kennen. Sport kann bei jedem Asthmatiker Dyspnoe auslösen. Deshalb ist es wichtig, dass der Patient seine Belastungsgrenzen kennenlernt und über ein gutes Notfallmanagement (Medikamente & Atemtechniken) verfügt. Daraus ergeben sich Belastungsformen und Rahmenbedingungen, die für Asthmatiker besonders geeignet sind.

Dazu gehört zum Beispiel Schwimmen in relativ warmem, chlorarmem Wasser (27-30°C). Durch die warme und feuchte Luft besteht eine verminderte Anfallsbereitschaft, da die Bronchien weniger schnell abkühlen und austrocknen.

Auch kurze, hochintensive Belastungen (1-2 Min.) lösen selten Anfälle aus, da die Belastung zu kurz ist, um einen bedeutsamen Effekt in den Bronchien auslösen zu können. Es eignen sich besonders Spielsportarten und Staffeln. Sie haben ein intervallartiges Anforderungsprofil und haben neben dem physischen Aspekt einen hohen psychischen und vor allem sozialen Effekt.

Längere, moderate Ausdauerbelastungen lassen sich ebenfalls gut vertragen. Atemminutenvolumen und Luftströmung in den Bronchien sind durch die niedrige Intensität eher gering, wodurch die Bronchien nicht stark gereizt werden (Graf, 2013).

Zusätzlich empfiehlt sich ein allgemeines Krafttraining aller großen Muskelgruppen. Spezifisch soll auch die Atemmuskulatur gekräftigt und die Körperhaltung verbessert werden.

Ergänzend zu Kraft- und Ausdauertraining sollte regelmäßig gedehnt werden. Der Fokus liegt hier auf der Aufdehnung des Brustkorbes und der Seitenflanken. Aufgrund häufigem Bewegungsmangel unter Asthmatikern bietet sich ein Koordinationstraining zur Verbesserung der Körperwahrnehmung und -kontrolle an.

Ein gezieltes Aufwärmen senkt das Auftreten von Anfällen deutlich ab. Dies sollte etwa 15 Min. dauern und 50-60 % der VO_2max bzw. 50 % der HFmax nicht überschreiten (Halle, 2008).

Atemtherapie: in der Atemtherapie gelernte Techniken sollten in das tägliche Leben eines jeden Asthmatikers eingebunden werden. Die Atemtherapie besteht einerseits aus der Kräftigung der Atemhilfsmuskulatur und der Ökonomisierung der Atmung. Andererseits werden dem Patienten Atemtechniken und Atemerleichternde Positionen beigebracht, die im Falle einer Dyspnoe angewandt werden sollen. Inhalt sind separate Übungen zur Einatmung bzw.

Ausatmung und Übungen zum gleichmäßigen Atmen sowohl in Ruhe als auch unter Belastung bzw. in der Dehnung. Des Weiteren werden schleimlösende Übungen durchgeführt, bei denen der Brustkorb durch verschiedene Laute wie z.b. „P, T, K" beim Ausatmen in Schwingung gebracht wird. Wichtiger Bestandteil der Atemtherapie sind Atemtechniken wie bspw. die dosierte Lippenbremse und atemerleichternde Positionen wie z.B. die Torwartstellung. Diese Techniken sollten von jedem Asthmatiker beherrscht und zum richtigen Zeitpunkt eingesetzt werden können (Dhein & Worth, 2002).

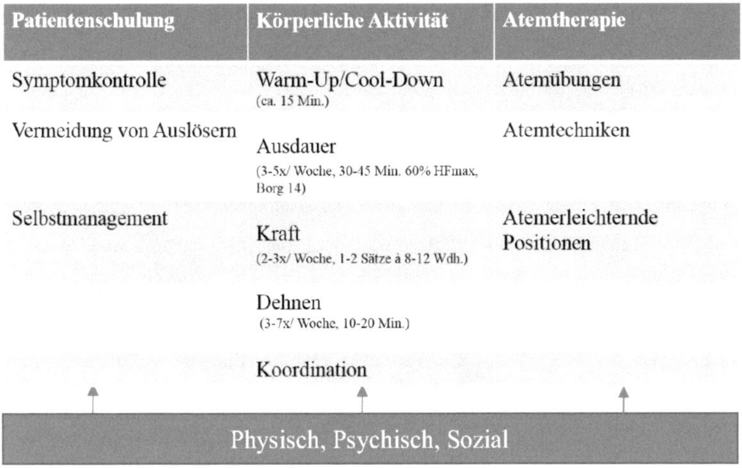

Patientenschulung	Körperliche Aktivität	Atemtherapie
Symptomkontrolle	Warm-Up/Cool-Down (ca. 15 Min.)	Atemübungen
Vermeidung von Auslösern	Ausdauer (3-5x/ Woche, 30-45 Min. 60% HFmax, Borg 14)	Atemtechniken
Selbstmanagement	Kraft (2-3x/ Woche, 1-2 Sätze à 8-12 Wdh.)	Atemerleichternde Positionen
	Dehnen (3-7x/ Woche, 10-20 Min.)	
	Koordination	

Physisch, Psychisch, Sozial

Abb. 1: Aktuelle Bewegungstherapeutische Inhalte (eigene Darstellung)

4. Ziele und praktische Möglichkeiten der Sporttherapie für die jeweilige Indikation

Wie bereits im vorherigen Kapitel erwähnt, zielt die Sporttherapie sowohl auf physische, als auch auf psychische und soziale Faktoren ab.

Körperliche Aktivität kann durch ansteigende Atemfrequenz zu einer verstärkten Anfallsbereitschaft führen. Verantwortlich hierfür sind die Abkühlung und Austrocknung der Bronchialschleimhaut durch eine Hyperventilation. Ein wichtiges Ziel in der Bewegungstherapie ist es die anfallsauslösende Reizschwelle zu steigern. Dies kann erreicht werden, indem die Bronchien bei gleicher Intensität weniger belastet werden. Regelmäßiges, moderat-intensives Ausdauertraining führt zu einigen wichtigen physiologischen Anpassungen. Bei ausreichender Intensität vergrößert sich das Herz gleichmäßig und der Herzmuskel hypertrophiert. Das Schlagvolumen steigt, wodurch sich bei gleichbleibender Belastung eine niedrigere Herzfrequenz ergibt (Bachl et al., 2018). Durch Ausdauertraining vergrößertes Herzminutenvolumen, verbesserter Gasaustausch in der Lunge und Zunahme an Hämoglobin steigt die VO2max (Ram et al., 2000). Bei gleicher Intensität arbeitet der Körper ökonomischer.

Durch eine größere Atemtiefe und eine verbesserte Sauerstoffversorgung in der Peripherie sinkt die Atemfrequenz, wodurch die Bronchien entlastet werden und die Reizschwelle für einen Anfall erhöht wird. Ein weiteres Ziel ist die Kräftigung der Atemmuskulatur, um die Atmung bei Obstruktion der Bronchien zu erleichtern. Dies kann durch gezieltes Krafttraining und passende Atemübungen erreicht werden. Durch bestimmte (Dehn-)Übungen und Atemtechniken kann der zähe Schleim in den Bronchien mobilisiert werden und mit entsprechenden Hustentechniken ausgehustet werden. Die Lunge wird vom Schleim gereinigt, wodurch sie wieder belüftet werden kann und die Atemtiefe steigt (Graf, 2013). Das Erlernen bestimmter Atemtechniken hat neben der physiologischen Wirkung auch einen großen psychologischen Effekt. Dadurch, dass der Patient weiß, wie er Symptome und Anfälle bewältigen kann, sinkt die Panik vor einem solchen Anfall bzw. während eines Anfalls.

Die gesteigerte Reizschwelle und das Wissen über optimale Bewältigung eines Anfalls führt dazu, dass der Patient an Selbstvertrauen gewinnt, die eigene Leistungsfähigkeit besser eingeschätzt werden kann und anfallsfreie Tage sich vermehren, was eine positive Auswirkung auf die Lebensqualität hat.

Durch vorsorgliche Fernhaltung vom Sport fehlt es einigen Asthmatikern, vor allem Kindern, an Bewegungserfahrung. Dies hat zur Folge, dass die Betroffenen über eine geringe Körperkontrolle und Selbstwahrnehmung verfügen. Dem soll durch Koordinationstraining und vielseitigen Bewegungserfahrungen entgegengewirkt werden. Die Fernhaltung vom Sport kann darüber hinaus auch zu einer Isolierung der Betroffenen führen, was zur Folge hat, dass durch zunehmenden Leistungsabbau einerseits die Angst vor einem Anfall steigt, andererseits die Patienten kein soziales Miteinander im Rahmen des Sports erfahren können. Neben einer Leistungssteigerung, der Erhöhung der Reizschwelle und dem damit einhergehenden Gewinn an Selbstvertrauen formt der Sport die eigene Persönlichkeit und fördert durch verschiedene Formen der Interaktion (z.B. Spiele) die Sozialkompetenz eines jeden Teilnehmers.

5. Analyse der externen Voraussetzungen und der konkreten Zielgruppe

Um eine Asthmasportgruppe ins Leben zu rufen, gilt es verschiedene Faktoren zu beachten. Es bietet sich an die Zielgruppe zunächst in Bezug auf psychologische, soziale und physiologische

Merkmale zu analysieren und darauf basierend zu entscheiden, welcher externen Voraussetzungen es bedarf. Die Gruppe von Betroffenen gestaltet sich was Alter, Geschlecht und Stadium betrifft sehr heterogen. Ein Bewegungsangebot sollte diese Varianz berücksichtigen. Eine wichtige Voraussetzung ist, dass die Sporttauglichkeit des Teilnehmers (TN) ärztlich abgeklärt ist und dass der Übungsleiter (ÜL) über Schweregrad und Besonderheiten der einzelnen Asthmaformen der TN fortlaufend informiert wird. Aus psychologischer Sicht lässt sich feststellen, dass es Asthmatikern durch Übervorsicht und fehlendem Vertrauen in die eigene Leistungsfähigkeit häufig an Bewegungserfahrung mangelt. Körperliche Belastung selbst kann unmittelbar zur Obstruktion beitragen und deshalb für Asthmatiker zur Negativerfahrung werden (Worth et al. 2000). Die Angst vor einem Anfall geht mit einer gesteigerten Inaktivität einher, welche den Teufelskreis vorantreibt (Graf, 2013). Die Vermeidung von körperlicher Aktivität kann besonders bei Kindern zu einer sozialen Isolation führen (siehe 4. Punkt). Eine wichtige Voraussetzung für ein gutes Bewegungsprogramm für Asthmatiker ist deshalb die Bewegung in der Gruppe und die Stärkung der Gruppendynamik durch geeignete Inhalte. Bevor ein Asthmatiker jedoch an einem Bewegungsangebot teilnimmt ist es wichtig, dass er sein Asthma gut kontrollieren kann und weiß, wie er Atemtechniken und Medikamente einsetzt.

Asthmatiker sind in ihrer Mobilität wenig eingeschränkt. Es gibt dennoch einige Faktoren, die beim Sport mit Asthmatikern berücksichtigt werden müssen. Jeder Teilnehmer sollte seine Medikamente bei sich haben und für Notfälle sollte ein Telefon in erreichbarer Nähe sein. In seinem Buch (2013) beschreibt Graf, dass kalte, trockene Luft eine besondere Belastung für die Bronchien darstellt. Die Anfallsbereitschaft ist unter solchen Bedingungen also höher. Daher muss darauf geachtet werden, dass ein Bewegungsangebot für Asthmatiker an einem Ort - sei es in der Halle oder draußen - mit entsprechend hoher Temperatur und Luftfeuchtigkeit durchgeführt werden sollte und bei Belastungen in kalter Luft zusätzliche Vorsicht geboten ist. Neben diesen beiden Faktoren ist zu berücksichtigen, dass ein Sportprogramm an einem Ort durchgeführt werden sollte, wo Anfall auslösende Faktoren möglichst gering sind. Asthma tritt meist in einer Mischform aus allergischem (extrinsischem) und nicht-allergischem (intrinsischem) Asthma auf. Es sollte also darauf geachtet werden, dass mögliche Allergene weitgehend vermieden werden. So bietet es sich zum Beispiel an, das Bewegungsprogramm in der Pollensaison in die Halle zu verlegen.

Eine weitere wichtige Voraussetzung ist die Zugänglichkeit zu dem Bewegungsangebot. Neben der Erreichbarkeit über öffentliche Verkehrsmittel spielt die finanzielle Hürde eine große Rolle. Die programmdurchführende Person sollte für die Leitung einer Rehabilitationsgruppe mit der Indikation Asthma die entsprechende Ausbildung abgeschlossen haben und die Qualifikationen besitzen, die eine Abrechnung über die Krankenkasse erlauben. Es wird vorausgesetzt, dass der ÜL in der Lage ist sowohl auf spezifische Reize als auch auf unspezifische Reize, die eine erhöhte Anfallsbereitschaft und eine damit verbunden Leistungsminderung zur Folge haben, zu reagieren und das Bewegungsangebot den jeweiligen Bedingungen anzupassen. Asthmatiker sollen von ihren betreuenden Ärzten über mögliche Bewegungsangebote informiert und durch entsprechende finanzielle Unterstützung über die Krankenkasse ermutigt werden.

6. Kritische Diskussion der theoretischen und praktischen Überlegungen

„Jedes dritte Kind mit Asthma macht nicht regelmäßig Schulsport" so Andrea Wallrafen, Geschäftsführerin des deutschen Allergie- und Asthmabundes (DAAB). Die Asthmadiagnose ihres Kindes stößt einige Eltern vor den Kopf, weshalb sie in manchen Fällen dazu neigen eine Übervorsicht zu entwickeln. Hier liegt es an den Eltern sich darüber zu informieren und zu lernen, die Leistungsfähigkeit ihres Kindes nicht zu unterschätzen. Die Literatur gibt mittlerweile zweifelsfreie Angaben, dass Asthmatiker Sport treiben sollen. Körperliche Aktivität hat einen positiven Einfluss auf das Krankheitsbild und sollte deshalb unbedingt Teil der Asthmatherapie darstellen. Dennoch ist es so, dass die Sportteilnahme unter Asthmatikern eher gering ausfällt. Schaut man sich Umfragen zum Thema Asthmaschulungen an, wird schnell klar, dass ein Großteil der Asthmatiker keine Schulungen besucht. So zeigen Wetzel und Weisser 2013, dass unter 217 befragten asthmakranken Schüler nur 41 (19 %) angaben, bereits an einer Schulung oder Rehamaßnahme teilgenommen zu haben.

Wie im 3. Punkt erwähnt, stellt eine umfassende Patientenschulung einen wichtigen Teil der Asthmatherapie dar. Den Teilnehmern werden Bewältigungstechniken und Alltagsempfehlungen an die Hand gelegt. Einer, der an einer solchen Schulung nicht teilgenommen hat, weiß entsprechend wenig über seine Krankheit und die dazugehörigen Bewegungsempfehlungen. Neben der fehlenden Aufklärung über die positiven Effekte körperlicher Aktivität spielen auch mangelndes Wissen über Anfallsbewältigung und die damit verbundene psychische Komponente, wie die Angst vor einem möglichen Anfall, eine Rolle in der Sportabstinenz. Leider ist es häufig so, dass das alleinige Wissen über positive Effekte einer Bewegungsintervention nicht dazu ausreicht, einen aktiven Lebensstil langfristig zu übernehmen. Um eine Person zum regelmäßigen Sport zu bringen, müssen die Maßnahmen so getroffen werden, dass sich das Sportprogramm einfach in ihren Alltag integrieren lässt und die Person gerne dorthin geht. Dies könnte in Form einer Asthmagruppe stattfinden, die sich regelmäßig trifft, in der sich die Teilnehmer untereinander kennen und gemeinsam ihrer Krankheit entgegenwirken. Jedoch fiel mir bei meinen Recherchen auf, dass es einige Lungensportgruppen und wenige Asthmasportgruppen gibt. Lungensportgruppen stellen für Asthmatiker eine Option dar, jedoch sind diese (meiner Erfahrung nach) größtenteils von COPD Erkrankten besucht, weshalb das Leistungsniveau entsprechend niedrig gehalten wird. Um die Leistungsfähigkeit kontinuierlich zu steigern, empfiehlt es sich deshalb zusätzlich zum Lungensport, der lediglich einmal die Woche stattfindet, ein passendes Bewegungsprogramm aufzunehmen. Ein weiteres Problem liegt darin, dass der „Antrag auf Kostenübernahme für Rehabilitationssport" nur für eine begrenzte Anzahl an Einheiten gilt. Der Asthmatiker sollte jedoch den Sport aktiv in sein Leben integrieren und diesen möglichst langfristig regelmäßig ausüben. Für viele Asthmatiker ist es jedoch von Vorteil den Sport unter fachlicher Betreuung durchzuführen. Um langfristig in einer Lungensportgruppe zu bleiben, müssen die Kosten ab einem gewissen Punkt selbst übernommen werden.

7. Literaturverzeichnis

Bachl, N., Löllgen, H., Tschan, H., Wackerhage, H., & Wessner, B. (2018). *Molekulare Sport und Leistungsphysiologie.* Wien: Springer-Verlag.

Barnes, PJ. (2008). The cytokin network in asthma and chronic obstructive pulmonary disease. *J. Clin. Invest. 118, 3546-56.*

Buhl, R., Berdel, D., Criée, C., Gillissen, A., Kardos, P., Kroegel, C., Leupold, W., Lindemann, H., Magnussen, H., Nowak, D., Pfeiffer-Kascha, D., Rabe, K., Rolke, M., Sitter, H., Ukena, D., Vogelmeier, C., Welte, T., Wettengel, R. & Worth, H. (2006). Leitlinie zur Diagnostik und Therapie von Patienten mit Asthma. *Pneumologie, 60 (3).*

Bundesärztekammer, Arbeitsgemeinschaft der Deutschen Ärztekammern,Kassenärztliche Bundesvereinigung & Arbeitsgemeinschaft der Wissenschaftlichen Medizinischen Fachgesellschaften (2018). *Nationale Versorgungsleitlinie Asthma* (3. Aufl.).

DAAB Internetauftritt: https://www.daab.de/atemwege/asthma/asthmawelt/ (05.09.2019)

Dhein, Y. & Worth, H. (2002). *Mit Asthma komm ich klar.* Stuttgart: TRIAS Verlag.

Eichenberger, P., Diener, S., Kofmehl, R. & Spengler, C. (2013). Effects of exercise training on airway hyperreactivity in asthma: a systematic review and meta-analysis. *Sports Med., 43 (11).*

Franca-Pinto, Mendes, F., de Carvalho-Pinto, R., Agondi, R., Cukier, A., Stelmach, R., Saraiva Romanholo, B., Kalil, J., Martins, M., Giavina-Bianchi, P. & Carvalho, C. (2015). Aerobic training decreases bronchialhyperresponsiveness and systemic inflammation in patients with moderate or severe asthma: a randomized controlled trial. *BMJ Journals* *70 (8)*.

Freitas, P., Silva, A., Ferreira, P., Da Silva, A., Salge, J., Carvalho-Pinto, R., Cukier, A., Brito, C., Mancini, M. & Carvalho, C. (2018). Exercise improves physical activity and comorbidities in obese adults with asthma. *European Respiratory Journal* 2018, 52.

Gibson, P., Powell, H., Coughlan, J., et al. *Self-management education and regular practitioner review for adults with asthma.* Cochrane Database Systematic Review 2003 (1).

Graf, C. (2013). *Sport- und Bewegungstherapie bei inneren Krankheiten* (4. Aufl.). Köln: deutscher Ärzte-Verlag.

Griese, M. & Nicolai, T. (2013). *Praktische Pneumologie in der Pädiatrie – Therapie.* Stuttgart: Georg Thieme Verlag.

Halle, M., Schmidt-Trucksäss, A., Hambrecht, R. & Berg, A. (2008). *Sporttherapie in der Medizin.* Stuttgart: Schattauer.

Jarisch, R. (2013). *Histaminintoleranz – Histamin und Seekrankheit.* Stuttgart: Georg Thieme Verlag.

Kirchner, T., Müller-Hermelink, H. & Roessner, A. (2014). *Kurzlehrbuch Pathologie* (12. Aufl.). München: Urban & Fischer.

Krüger, K. & Mooren, F. (2012). *Sport, Immunsystem und rheumatologische Erkrankungen.* Stuttgart: Georg Thieme Verlag.

Moy, M., Teylan, M., Weston, N., Gagnon, D., Danilack, V. & Garshick, E. (2013). Daily Step Count is Associated with Plasma CRP and IL-6 in a US Cohort with COPD. *Chest.* *145 (3)*.

Ram, F., Robinson, S. & Black, P. (2000). Effects of physical training in asthma: a systematic review. *Br. J. Sports Med., 34, 162-167.*

Rincon, M. & Irvin, C. (2012). Role of IL-6 in Asthma and Other Inflammatory Pulmonary Diseases. *International journal of biological sciences. 8. 1281-90.*

Rohrer, V., & Schmidt-Trucksäss, A. (2014). Impact von Bewegung, Sport und Rehabilitation bei Asthma und COPD. *Therapeutische Umschau, 71, 295-300.*

Ronmark, E., Andersson, C., Nyström, L., Forsberg, B., Järvholm, B. & Lundbäck, B. (2005). Obesity increases the risk of incident asthma among adults. *European Respiratory Journal 25, 282-288.*

Rost, R. (2005). *Sport- und Bewegungstherapie bei Inneren Krankheiten. Lehrbuch für Sportlehrer, Übungsleiter, Physiotherapeuten und Sportmediziner* (3. Aufl.). Köln: deutscher Ärzte Verlag.

Siegenthaler, W. & Blum, H. (2006). *Klinische Pathophysiologie* (9. Aufl.). Stuttgart: Georg Thieme Verlag.

Wetzel, R. & Weisser, B. (2013). Kinder und Jugendliche mit Asthma bronchiale im Schulsport: Teilnahmehäufigkeit abhängig vom Schweregrad oder vom asthmaspezifischen Wissen durch Schulung? *Pneumologie 2013; 67(10): 567-572.*

Worth, H., Meyer, A., Folgering, H., Kirsten, D., Lecheler, J., Magnussen, M., Pleyer, K., Schmidt, S., Schmitz, M., Taube, K. & Wettengel, R. (2000). Empfehlungen der Deutschen Atemwegsliga zum Sport und körperlichen Training bei Patienten mit obstruktiven Atemwegserkrankungen. *Pneumologie 2000; 54(2): 61-67.*

Yin, G., Xie, Z., Wu, P., Zeng, Q., Xu, C., Lu, G. & Jiang, W. (2009). Appropriate physical training helps to relieve clinical symptoms of pediatric asthma: a meta-analysis. *Int. J. Clin. Exp. Med., 12 (3).*

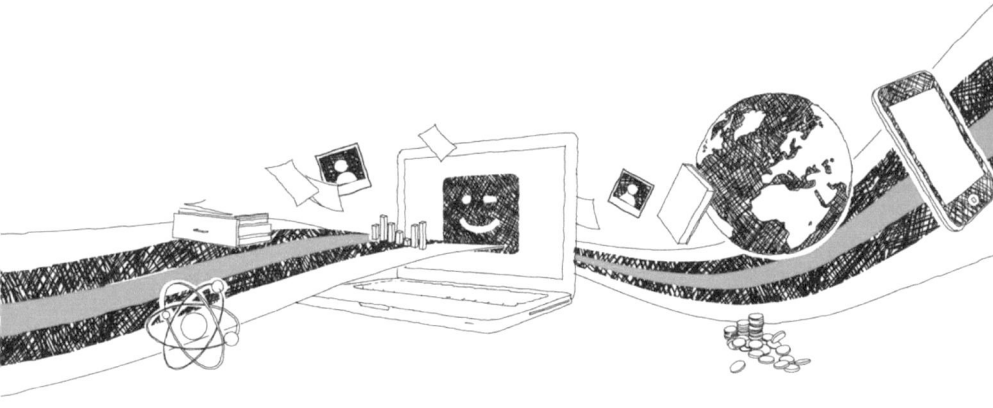